GESTÃO DA RAIVA PARA MENINOS ADOLESCENTES

Um guia de domínio emocional para meninos sobre como controlar a raiva e obter autocontrole

Alina Robertson

Isenção de responsabilidade

Este livro destina-se apenas a fins educacionais e informativos. As informações fornecidas neste livro não se destinam a substituir aconselhamento ou tratamento profissional. O autor e o editor isentam-se de qualquer responsabilidade, perda ou risco incorrido como consequência, direta ou indiretamente, do uso e aplicação de qualquer conteúdo deste livro. Os leitores são incentivados a buscar orientação profissional e apoio de profissionais qualificados para quaisquer preocupações ou questões específicas relacionadas ao controle da raiva ou à saúde mental.

Embora todos os esforços tenham sido feitos para garantir a precisão e integridade das informações fornecidas neste livro, o autor e o editor não fazem representações ou garantias de qualquer tipo, expressas ou implícitas, sobre a integridade, precisão, confiabilidade, adequação ou disponibilidade com respeito ao conteúdo deste livro. Qualquer confiança que você deposite nessas informações é, portanto, estritamente por sua conta e risco.

Os pontos de vista e opiniões expressos neste livro são de responsabilidade do autor e não refletem necessariamente a política ou posição oficial de qualquer organização ou instituição mencionada no livro.

Alina Robertson não é terapeuta, psicóloga ou conselheira licenciada, e as informações fornecidas neste livro não devem ser consideradas um substituto para aconselhamento ou tratamento profissional. Os leitores são incentivados a consultar profissionais qualificados para orientação e suporte personalizados.

Índice

Introdução

Jake estava sentado em sua mesa, com os punhos cerrados e a mandíbula tensa. Ele podia sentir a familiar onda de raiva crescendo dentro dele, como um vulcão pronto para entrar em erupção. Foi um dia difícil – primeiro, uma discussão acalorada com seu melhor amigo por causa de um mal-entendido, depois uma bronca do professor por ter esquecido de entregar o dever de casa. Tudo parecia estar dando errado e Jake não sabia como conter a crescente frustração.

Quando o sinal tocou, sinalizando o fim do dia letivo, Jake saiu furioso da sala de aula, mal cumprimentando seus colegas ao passar. Ele podia sentir o calor irradiando de seu corpo, seu coração batendo forte no peito. Tudo o que ele queria era escapar – do barulho, da pressão, da onda avassaladora de emoções que ameaçavam engoli-lo.

Mas quando Jake saiu para o ar fresco da tarde, algo chamou sua atenção: um pequeno pássaro pousado em um galho próximo, com as penas agitadas pela brisa suave. Por um momento, a raiva de Jake pareceu se dissipar enquanto ele observava o pássaro, sua beleza delicada contrastando fortemente com o tumulto que assolava dentro dele.

Naquele momento de quietude, Jake percebeu algo profundo – que a raiva, como as nuvens de tempestade que se acumulam no céu, acabaria por passar. E assim como o pássaro resistiu à tempestade, ele também conseguiu. Respirando fundo, Jake tomou uma decisão consciente de abandonar sua raiva, de liberar a tensão que vinha crescendo dentro dele.

Enquanto caminhava para casa, Jake não pôde deixar de sentir uma sensação de alívio tomar conta dele. Ele sabia que a raiva sempre faria parte de sua vida, mas agora também sabia que tinha o poder de controlá-la. E com esse conhecimento veio uma nova sensação de liberdade – a liberdade de escolher a paz, mesmo no meio do caos.

A adolescência é uma época de tremendo crescimento e mudança, marcada por um turbilhão de emoções, experiências e desafios. Para muitos meninos adolescentes, navegar nesta jornada pode ser como andar em uma montanha-russa, com altos níveis de excitação e baixos de frustração e raiva. Este livro foi elaborado para ser seu guia, oferecendo estratégias práticas e insights para ajudá-lo a compreender, gerenciar e, em última análise, aproveitar o poder de sua raiva.

Compreendendo a raiva:
A raiva é uma emoção natural e normal que todas as pessoas experimentam em algum momento de suas vidas. É uma resposta ao sentimento de ameaça, frustração ou mágoa e pode se manifestar de várias maneiras – desde irritação e aborrecimento até raiva total. Compreender a raiva é o primeiro passo para administrá-la de forma eficaz.

Em sua essência, a raiva costuma ser um sinal de que algo está errado ou precisa de atenção. Pode ser desencadeada por eventos externos, como conflitos com amigos ou familiares, pressão acadêmica ou sentimento de incompreensão ou tratamento injusto. Também pode resultar de fatores internos, como baixa autoestima, expectativas não atendidas ou traumas não resolvidos.

Por que a raiva é importante para os adolescentes:

A raiva é particularmente significativa durante a adolescência por vários motivos. Em primeiro lugar, a adolescência é um período de intenso desenvolvimento emocional, durante o qual os adolescentes aprendem a navegar pelos seus sentimentos e a expressar-se de forma assertiva. A raiva, se não for controlada, pode perturbar este processo e levar a relacionamentos tensos, má tomada de decisões e até violência.

Em segundo lugar, a raiva não resolvida pode ter consequências a longo prazo na saúde física e mental. A raiva crônica tem sido associada a uma série de problemas, incluindo depressão, ansiedade, abuso de substâncias e problemas cardiovasculares. Ao aprender desde cedo como controlar a raiva, os adolescentes podem estabelecer as bases para um futuro mais saudável e feliz.

Por último, a raiva pode ser uma força poderosa para mudanças positivas quando canalizada de forma construtiva. Pode motivar os adolescentes a defenderem a si próprios e aos outros, a enfrentarem a injustiça e a abordarem questões subjacentes às suas vidas. Ao aprender a controlar a sua raiva de forma produtiva, os adolescentes podem tornar-se indivíduos mais resilientes, empáticos e capacitados.

Explorando os gatilhos da raiva

Compreender o que desencadeia sua raiva é essencial para um controle eficaz da raiva. Os gatilhos podem variar amplamente de pessoa para pessoa e podem ser internos e externos. Nesta seção, nos aprofundaremos na identificação de gatilhos pessoais e no reconhecimento de gatilhos externos, capacitando você a compreender e gerenciar melhor sua raiva.

Identificando gatilhos pessoais

Gatilhos pessoais são aqueles fatores internos que podem provocar sentimentos de raiva. Esses gatilhos geralmente estão enraizados em experiências, crenças e valores passados, e podem variar muito de um indivíduo para outro. Identificar seus gatilhos pessoais é o primeiro passo para obter controle sobre sua raiva.

1. **Reflita sobre experiências passadas:** Reserve algum tempo para refletir sobre experiências passadas que levaram a

sentimentos de raiva. Houve um tema ou padrão recorrente? Por exemplo, você pode descobrir que fica com raiva quando se sente desrespeitado ou quando seus limites são ultrapassados.

2. **Explore as Crenças Fundamentais:** Nossas crenças sobre nós mesmos, os outros e o mundo ao nosso redor podem influenciar significativamente a forma como interpretamos e respondemos às situações. Considere se você mantém alguma crença central que contribua para sua raiva. Por exemplo, se você acredita que deve estar sempre no controle ou que não é bom o suficiente, pode ficar com raiva quando as coisas não saem conforme o planejado.

3. **Identifique os gatilhos em situações específicas:** Preste atenção às situações ou contextos onde você tende a experimentar níveis elevados de raiva. É durante conflitos com colegas ou figuras de autoridade? É em resposta a críticas ou injustiças percebidas? Ao identificar os gatilhos comuns, você

pode começar a desenvolver estratégias para gerenciá-los de forma mais eficaz.

4. **Monitore as respostas físicas e emocionais:** observe como seu corpo e sua mente reagem quando você encontra um gatilho. Você sente tensão nos músculos, batimentos cardíacos acelerados ou pensamentos acelerados? Tomar consciência dos sinais físicos e emocionais pode ajudá-lo a reconhecer quando está sendo acionado e a tomar medidas proativas para acalmar a situação.

5. **Mantenha um diário de gatilho:** Considere manter um diário onde você registra casos de raiva e os eventos ou pensamentos que os precederam. Isso pode ajudá-lo a identificar padrões ao longo do tempo e obter uma visão mais profunda de seus gatilhos pessoais.

Ao reservar um tempo para identificar seus gatilhos pessoais, você pode obter maior controle sobre sua raiva e desenvolver maneiras mais adaptativas de responder a situações desafiadoras.

Reconhecendo gatilhos externos

Gatilhos externos são fatores ambientais que podem evocar sentimentos de raiva. Esses gatilhos podem incluir pessoas, lugares, situações ou eventos específicos que provocam uma forte resposta emocional. Aprender a reconhecer e gerenciar gatilhos externos é crucial para manter a estabilidade emocional e prevenir a escalada.

1. **Identifique os gatilhos comuns:** comece identificando os gatilhos externos comuns que provocam sentimentos de raiva. Isso pode incluir ser criticado, sentir-se ignorado ou rejeitado ou encontrar situações que desafiem seu senso de imparcialidade ou justiça.

2. **Preste atenção às dicas ambientais:** observe como o ambiente ao seu redor afeta seu humor e comportamento. Existem certos lugares ou ambientes onde você tende a se

sentir mais irritado ou nervoso? Preste atenção a fatores como níveis de ruído, aglomeração ou temperatura, que podem influenciar seu estado emocional.

3. **Reconheça situações desencadeantes:** Certas situações podem desencadear raiva inerentemente, como ficar preso no trânsito, esperar em longas filas ou lidar com problemas de tecnologia. Ao antecipar esses gatilhos, você pode se preparar mental e emocionalmente para enfrentá-los de maneira mais eficaz.

4. **Estabeleça limites:** Estabelecer limites pode ajudar a protegê-lo de gatilhos externos que estão sob seu controle. Por exemplo, se certas pessoas provocam consistentemente sentimentos de raiva, considere estabelecer limites em torno de suas interações com elas ou encontrar maneiras de limitar sua exposição.

5. **Pratique Mindfulness:** Técnicas de atenção plena, como respiração profunda,

meditação ou exercícios de ancoragem, podem ajudá-lo a permanecer presente e centrado quando confrontado com gatilhos externos. Ao cultivar a atenção plena, você pode desenvolver uma maior consciência de suas reações e escolher respostas mais adaptativas.

6. **Procure suporte:** não hesite em buscar o apoio de amigos, familiares ou profissionais se estiver lutando para gerenciar gatilhos externos por conta própria. Conversar com alguém em quem você confia pode fornecer perspectiva, validação e conselhos práticos para enfrentar situações desafiadoras.

Ao reconhecer os gatilhos externos e desenvolver estratégias para gerenciá-los, você pode reduzir a frequência e a intensidade da sua raiva, levando a um maior bem-estar emocional e harmonia interpessoal.

Compreender e controlar os gatilhos da raiva é um aspecto crucial do controle da raiva em meninos adolescentes. Ao identificar os gatilhos pessoais e reconhecer os gatilhos externos, você pode obter maior controle sobre suas respostas emocionais e navegar pelos altos e baixos da adolescência com maior leste e resiliência.

A ciência por trás da raiva

Compreender a ciência por trás da raiva pode fornecer informações valiosas sobre como ela afeta o corpo e a mente. De mudanças fisiológicas a processos neurais, a raiva é uma emoção complexa com um impacto abrangente. Nesta seção, exploraremos como a raiva afeta o corpo e a mente e nos aprofundaremos na neurobiologia da raiva.

Como a raiva afeta o corpo e a mente

A raiva desencadeia uma cascata de respostas fisiológicas que preparam o corpo para reagir às ameaças ou desafios percebidos. Quando você sente raiva, seu corpo libera hormônios do estresse, como adrenalina e cortisol, que aumentam a frequência cardíaca, a pressão arterial e a frequência respiratória. Essa excitação fisiológica é frequentemente acompanhada por tensão muscular, maior estado de alerta e uma onda de energia, preparando você para lutar ou fugir.

Embora essas respostas possam ser adaptativas em certas situações, a raiva crônica ou intensa pode prejudicar a saúde física e mental. A exposição prolongada aos hormônios do estresse pode enfraquecer o sistema imunológico, perturbar os padrões de sono e contribuir para problemas cardiovasculares, como hipertensão e doenças cardíacas. Além disso, a raiva crônica tem sido associada a um risco aumentado de ansiedade, depressão e outros distúrbios de saúde mental.

Em um nível cognitivo, a raiva pode prejudicar o julgamento, a tomada de decisões e o controle dos impulsos. Quando você está com raiva, o córtex pré-frontal do seu cérebro – responsável pelo pensamento racional e pela autorregulação – pode se tornar menos ativo, enquanto regiões associadas ao processamento emocional e à reatividade, como a amígdala, podem se tornar mais ativas. Esse desequilíbrio pode levar a um comportamento impulsivo ou agressivo, bem como à dificuldade de ver as situações sob perspectivas alternativas.

Além disso, a raiva pode impactar os relacionamentos interpessoais, pois muitas vezes leva a falhas de comunicação, conflitos e ressentimentos. Quando os indivíduos são incapazes de controlar eficazmente a sua raiva, isso pode prejudicar os relacionamentos com a família, amigos e colegas, levando a sentimentos de isolamento e solidão.

Neurobiologia da raiva

A neurobiologia da raiva envolve interações complexas entre várias regiões do cérebro, neurotransmissores e sistemas hormonais. No centro do circuito da raiva do cérebro está a amígdala, uma estrutura em formato de amêndoa localizada dentro do sistema límbico. A amígdala desempenha um papel central no processamento de emoções, principalmente medo, agressão e raiva.

Quando você percebe uma ameaça ou injustiça, as informações sensoriais são retransmitidas para a amígdala, que então envia sinais para outras regiões do cérebro, como o hipotálamo e o tronco cerebral, para iniciar a resposta do corpo ao estresse. Isso desencadeia a liberação de hormônios do estresse, que preparam o corpo para a ação e amplificam a excitação emocional.

Além da amígdala, outras regiões do cérebro, como o córtex pré-frontal e o córtex cingulado anterior, desempenham papéis importantes na regulação e modulação das respostas de raiva. O córtex pré-frontal está envolvido em processos cognitivos, como tomada de decisão, controle de impulsos e regulação emocional, enquanto o córtex cingulado anterior ajuda a monitorar e regular a excitação emocional.

Neurotransmissores como dopamina, serotonina e norepinefrina também desempenham papéis importantes na experiência e expressão da raiva.

Desequilíbrios nesses sistemas de neurotransmissores têm sido implicados em vários transtornos psiquiátricos caracterizados por raiva desregulada, como depressão, ansiedade e transtorno de estresse pós-traumático (TEPT).

Compreender a neurobiologia da raiva pode fornecer informações valiosas sobre seus mecanismos subjacentes e informar o desenvolvimento de intervenções mais eficazes para o controle da raiva. Ao visar regiões específicas do cérebro, sistemas de neurotransmissores e vias hormonais, pesquisadores e médicos podem desenvolver estratégias personalizadas para prevenir e tratar problemas relacionados à raiva.

Concluindo, a raiva é uma emoção complexa com efeitos profundos tanto no corpo quanto na mente. Ao compreender como a raiva afeta as respostas fisiológicas do corpo e os circuitos neurais do cérebro, podemos obter uma maior compreensão dos mecanismos subjacentes e desenvolver estratégias mais eficazes para controlar a raiva e promover o bem-estar emocional.

Expressando a raiva de forma construtiva

A raiva é uma emoção natural e válida, mas expressá-la de maneira construtiva é fundamental para manter relacionamentos saudáveis e resolver conflitos de forma eficaz. Nesta seção, exploraremos dois aspectos importantes da expressão construtiva da raiva: habilidades de comunicação e técnicas de assertividade.

Habilidades de comunicação

A comunicação eficaz é essencial para expressar a raiva de forma construtiva. Envolve expressar seus sentimentos de forma clara e assertiva, ao mesmo tempo que ouve com empatia a perspectiva dos outros. Aqui estão algumas habilidades de comunicação que podem ajudá-lo a expressar a raiva de forma construtiva:

1. Use declarações "eu": Ao expressar raiva, concentre-se em seus próprios sentimentos e experiências usando declarações "eu". Por exemplo, em vez de dizer: "Você sempre me deixa com raiva", tente dizer: "Eu me sinto frustrado quando..."

2. Seja específico e concreto: articule claramente o comportamento ou ação que está causando sua raiva e forneça exemplos específicos, se possível. Evite generalizações ou exageros, pois podem prejudicar a validade da sua mensagem.

3. Fique calmo e controlado: mantenha uma atitude calma e composta ao expressar raiva. Evite gritar, xingar ou usar linguagem corporal agressiva, pois isso pode agravar os conflitos e dificultar a comunicação eficaz.

4. Ouça ativamente: esteja atento e tenha a mente aberta ao ouvir a perspectiva dos outros. Valide os sentimentos deles e demonstre empatia, mesmo que discorde do ponto de vista deles. A escuta ativa pode ajudar a diminuir conflitos e promover o entendimento mútuo.

5. Procure soluções: concentre-se em encontrar soluções mutuamente aceitáveis para o problema subjacente, em vez de colocar a culpa ou buscar vingança. Colabore com a outra parte para debater soluções potenciais e trabalhar em conjunto para chegar a uma resolução.

6. Faça pausas, se necessário: Se as emoções estiverem intensas e a comunicação se tornar sincera, não há problema em fazer uma pausa e revisitar a conversa mais tarde. Use esse tempo para se acalmar, refletir sobre seus sentimentos e organizar seus pensamentos antes de retomar a discussão.

Técnicas de Assertividade

Assertividade envolve expressar seus pensamentos, sentimentos e necessidades de maneira clara, respeitosa e confiante, ao mesmo tempo que respeita os direitos e limites dos outros. As técnicas de assertividade podem ajudá-lo a fazer valer seus direitos e comunicar sua raiva de maneira eficaz, sem recorrer à agressão ou à passividade. Aqui estão algumas técnicas de assertividade a serem consideradas:

1. **Use declarações "eu":** Como mencionado anteriormente, as declarações "eu" podem ajudá-lo a afirmar seus sentimentos e necessidades sem culpar ou atacar os outros. Por exemplo, "Fico chateado quando você me interrompe durante as reuniões. Eu apreciaria se você pudesse me deixar terminar de falar."

2. **Estabeleça limites:** defina claramente seus limites e comunique-os de forma assertiva aos outros. O estabelecimento assertivo de limites envolve declarar seus limites com firmeza e respeito, e estar disposto a aplicá-los, se necessário. Por exemplo, "Não me sinto confortável em emprestar meus pertences sem permissão. Por favor, pergunte-me primeiro antes de usá-los."

3. Pratique a escuta ativa: a comunicação assertiva envolve não apenas se expressar, mas também ouvir ativamente as necessidades e preocupações dos outros. Mostre empatia e compreensão e demonstre que você valoriza a perspectiva deles.

4. Use linguagem corporal assertiva: Preste atenção à sua linguagem corporal ao se afirmar. Fique em pé ou sente-se direito, faça contato visual e use um tom de voz firme, mas calmo. Evite cruzar os braços, ficar inquieto ou evitar contato, pois isso pode sinalizar atitude defensiva ou insegurança.

5. Aprenda a dizer não: Assertividade significa ser capaz de dizer não quando necessário, sem se sentir culpado ou pedir desculpas excessivamente. Pratique dizer não de forma assertiva, mas respeitosa, e ofereça alternativas ou compromissos quando apropriado.

6. Use técnicas assertivas de resolução de conflitos: Quando surgem conflitos, técnicas assertivas de resolução de conflitos podem ajudá-lo a abordar o problema diretamente e afirmar suas necessidades, ao mesmo tempo que respeita os direitos e sentimentos dos outros. Concentre-se em encontrar soluções ganha-ganha que atendam às necessidades de todas as partes envolvidas.

Ao dominar as habilidades de comunicação e técnicas de assertividade, você pode expressar a raiva de forma construtiva, resolver conflitos de forma eficaz e manter relacionamentos saudáveis com outras pessoas. Lembre-se de que expressar a raiva de forma construtiva não significa suprimir ou negar suas emoções, mas sim expressá-las de uma forma que respeite a si mesmo e aos outros.

Estratégias para gerenciar a raiva

A raiva é uma emoção poderosa que, se não for controlada, pode ter consequências negativas em nossos relacionamentos, saúde e bem-estar geral. Felizmente, existem várias estratégias eficazes para controlar a raiva de maneira saudável e construtiva. Nesta seção, exploraremos três estratégias principais: exercícios de respiração profunda e relaxamento, reestruturação cognitiva e técnicas de resolução de problemas.

Exercícios de respiração profunda e relaxamento

Os exercícios de respiração profunda e relaxamento são ferramentas poderosas para acalmar o corpo e a mente durante momentos de raiva. Essas técnicas funcionam ativando a resposta de relaxamento do corpo, que neutraliza a excitação fisiológica associada à raiva. Aqui estão alguns exercícios de relaxamento que você pode tentar:

1. Respiração Profunda: Pratique exercícios de respiração profunda para diminuir a frequência cardíaca e promover sentimentos de calma. Sente-se ou deite-se em uma posição confortável, feche os olhos e respire lenta e profundamente pelo nariz, enchendo os pulmões de ar. Prenda a respiração por alguns segundos e depois lentamente pela boca. Repita esse processo várias vezes até se sentir mais relaxado.

2. Relaxamento muscular progressivo (PMR): O PMR envolve tensão e, em seguida, libera cada grupo muscular do corpo, um de cada vez, para promover relaxamento e relaxamento. Comece com os dedos dos pés e suba até a cabeça, tensionando cada grupo muscular por alguns segundos antes de liberar. Concentre-se na sensação de relaxamento ao liberar a tensão em cada grupo muscular.

3. Visualização: Feche os olhos e imagine-se em um lugar tranquilo e tranquilo, como uma praia, uma floresta ou um retiro na montanha. Visualize as imagens, sons e sensações deste ambiente tranquilo, permitindo-se mergulhar totalmente na experiência. A visualização pode ajudar a distrair sua mente de pensamentos que provocam raiva e promover o relaxamento.

4. Meditação Mindfulness: Pratique a meditação mindfulness para cultivar a consciência do momento presente e a aceitação sem julgamento de seus pensamentos e sentimentos. Concentre-se na respiração, nas sensações corporais ou em um objeto específico de meditação e, suavemente, traga sua atenção de volta sempre que sua mente divagar. A meditação mindfulness pode ajudá-lo a observar sua raiva sem ficar sobrecarregado por ela.

Ao incorporar exercícios de respiração profunda e relaxamento em sua rotina diária, você pode desenvolver resiliência aos gatilhos da raiva e cultivar uma maior sensação de calma e equilíbrio emocional.

Reestruturação Cognitiva

A reestruturação cognitiva envolve identificar e desafiar pensamentos irracionais ou inúteis que contribuem para a raiva e substituí-los por outros mais equilibrados e racionais. Esta técnica baseia-se na premissa de que nossos pensamentos influenciam nossas emoções e comportamentos, portanto, ao mudar nossos padrões de pensamento, podemos mudar a forma como nos sentimos e reagimos às situações. Veja como praticar a reestruturação cognitiva:

1. Identifique pensamentos que provocam raiva: Preste atenção aos pensamentos e crenças que acompanham os sentimentos de raiva. Existem padrões ou temas recorrentes? Distorções cognitivas comuns associadas à raiva incluem pensamento em preto e branco, catastrofização e personalização.

2. Desafie os pensamentos irracionais: depois de identificar seus pensamentos que provocam raiva, desafie-os perguntando a si mesmo perguntas como:

- Que provas você tem para apoiar esse pensamento?

- Estou tirando conclusões precipitadas ou exagerando a situação?

- Existem explicações ou perspectivas alternativas que não considerei?

3. Gere pensamentos mais equilibrados: Substitua pensamentos irracionais ou inúteis por outros mais equilibrados e racionais. Por exemplo, em vez de pensar: "Isso é injusto e não aguento", tente reformular a situação como: "Esta situação é desafiadora, mas posso lidar com ela. Vou me concentrar em encontrar uma solução".

4. Pratique o diálogo interno positivo: use afirmações positivas e auto-incentivo para aumentar sua confiança e autoestima. Lembre-se de seus pontos fortes, habilidades de enfrentamento e sucessos anteriores no controle da raiva. A conversa interna positiva pode ajudar a neutralizar padrões de pensamento negativos e construir resiliência aos gatilhos da raiva.

5. Procure Perspectiva: Converse com amigos de confiança, familiares ou um terapeuta sobre seus pensamentos e crenças que provocam raiva. Obter uma perspectiva externa pode ajudá-lo a desafiar padrões de pensamento distorcidos e obter insights sobre maneiras mais construtivas de interpretar situações.

Ao praticar a reestruturação cognitiva, você pode desenvolver uma mentalidade mais equilibrada e adaptativa que lhe permite responder aos gatilhos da raiva com maior clareza, perspectiva e autocontrole.

Técnicas de resolução de problemas
Habilidades eficazes de resolução de problemas são cruciais para gerenciar a raiva e resolver conflitos de maneira construtiva. Em vez de reagir impulsivamente a

situações que provocam raiva, as técnicas de resolução de problemas permitem que você identifique os problemas subjacentes e trabalhe em busca de soluções práticas. Aqui estão algumas técnicas de resolução de problemas para tentar:

1. Defina o problema: identifique claramente o problema ou conflito específico que está causando sua raiva. Divida o problema em componentes menores e gerenciáveis e considere os fatores subjacentes que contribuem para a situação.

2. Gerar soluções: Faça um brainstorming de soluções potenciais para o problema, considerando resultados de curto e longo prazo. Seja criativo e tenha a mente aberta e não descarte ideias prematuramente. Mesmo soluções aparentemente não convencionais podem ter valor.

3. Avalie soluções: avalie os benefícios e desvantagens potenciais de cada solução, ponderando fatores como viabilidade, eficácia e considerações éticas. Considere como cada solução se alinha com seus valores e objetivos e priorize aquelas que oferecem o melhor resultado geral.

4. Faça um plano: depois de selecionar uma solução preferida, crie um plano passo a passo para implementá-la. Identifique as ações específicas que você precisa realizar, os recursos que você pode precisar e os possíveis obstáculos que você pode encontrar ao longo do caminho.

5. Aja: Coloque seu plano em ação e comece a implementar a solução escolhida. Mantenha o foco e o compromisso de seguir seu plano e esteja preparado para ajustar o curso, se necessário, com base no feedback e em novas informações.

6. Reflita e aprenda: Depois de implementar a solução escolhida, reserve um tempo para refletir sobre os resultados e lições aprendidas com a experiência.

Comemore os sucessos e reconheça as áreas de melhoria e use esse feedback para informar futuros esforços de resolução de problemas.

Ao praticar técnicas de resolução de problemas, você pode resolver problemas subjacentes, resolver conflitos e evitar que a raiva se transforme em comportamento destrutivo. Habilidades eficazes de resolução de problemas permitem que você aborde situações que provocam raiva com uma mentalidade proativa e orientada para soluções, levando a resultados mais positivos e relacionamentos mais saudáveis.

Gerenciar a raiva de maneira eficaz requer uma combinação de estratégias que abordem os aspectos fisiológicos e psicológicos da raiva. Ao incorporar exercícios de respiração profunda e relaxamento, reestruturação cognitiva e técnicas de resolução de problemas em seu kit de ferramentas de controle da raiva, você pode desenvolver maior resiliência emocional, autoconsciência e habilidades interpessoais. Lembre-se de que controlar a raiva é uma habilidade que leva tempo e prática para ser dominada, mas com dedicação e perseverança, você pode aprender a navegar em situações desafiadoras com maior calma e confiança.

Desenvolvendo Consciência Emocional

Consciência emocional é a capacidade de reconhecer, compreender e gerenciar nossas próprias emoções, bem como as emoções dos outros. É uma habilidade fundamental para uma comunicação eficaz, relacionamentos interpessoais e bem-estar geral. Nesta seção, exploraremos dois aspectos principais do desenvolvimento da consciência emocional: reconhecer e nomear emoções e construir empatia e compreender os outros.

Reconhecendo e nomeando emoções

O primeiro passo para desenvolver a consciência emocional é reconhecer e nomear nossas próprias emoções. Muitas pessoas lutam para identificar e articular seus sentimentos, o que pode levar a dificuldades em gerenciá-los de forma eficaz. Aqui estão algumas estratégias para reconhecer e nomear emoções:

1. Prática de atenção plena: cultive a consciência do momento presente por meio de meditação ou exercícios de atenção plena. Preste atenção aos seus pensamentos, sensações corporais e emoções sem julgamento e pratique rotular seus sentimentos à medida que surgirem.

2. Verifique você mesmo: Faça pausas regulares ao longo do dia para verificar você mesmo e avaliar como está se sentindo. Considere fazer perguntas como: "Quais emoções estou sentindo atualmente?" e "Que fatores podem estar influenciando essas emoções?"

3. Use uma roda de sentimentos: Use uma roda de sentimentos ou gráfico de emoções para ajudá-lo a identificar e nomear emoções específicas. Esses recursos visuais categorizam as emoções em categorias primárias e secundárias, tornando mais fácil identificar a emoção exata que você está experimentando.

4. Registro no diário: Mantenha um diário onde você possa expressar e explorar seus pensamentos e sentimentos por escrito. Use uma linguagem descritiva para articular suas emoções e reflita sobre as causas ou gatilhos subjacentes de cada emoção.

5. Pratique o vocabulário emocional: Expanda seu vocabulário emocional aprendendo a diferenciar variações sutis de emoções. Por exemplo, em vez de simplesmente dizer "me sinto mal", tente identificar se você está se sentindo desapontado, frustrado ou triste.

6. Preste atenção aos sinais físicos: As emoções costumam ser acompanhadas por sensações físicas, como aperto no peito, frio na barriga ou um nó na garganta. Preste atenção a essas dicas corporais, pois elas podem fornecer pistas valiosas sobre o seu estado emocional.

Ao se tornar mais hábil em reconhecer e nomear suas próprias emoções, você pode desenvolver maior autoconsciência e inteligência emocional, que são essenciais para gerenciar as emoções de maneira eficaz.

Construindo empatia e compreendendo os outros

Empatia é a capacidade de compreender e compartilhar os sentimentos dos outros e desempenha um papel crucial na construção de conexões significativas e na promoção de relacionamentos saudáveis. Desenvolver empatia envolve sair de sua própria perspectiva e entrar em sintonia com as emoções e experiências dos outros. Veja como cultivar empatia e compreensão:

1. Pratique a escuta ativa: ao interagir com outras pessoas, faça um esforço consciente para ouvir com atenção e empatia. Concentre-se em compreender a perspectiva deles sem interromper ou julgar. Reflita sobre o que você ouve para demonstrar que você está realmente ouvindo e entendendo.

2. Coloque-se no lugar da pessoa: imagine-se no lugar da pessoa e considere como você se sentiria e reagiria na situação dela. Este exercício pode ajudá-lo a desenvolver um maior senso de empatia e de tomada de perspectiva.

3. Faça perguntas abertas: incentive outras pessoas a compartilhar seus pensamentos e sentimentos, fazendo perguntas abertas que convidem à reflexão e à autoexpressão. Evite perguntas indutoras ou de julgamento e dê-lhes espaço para compartilhar suas experiências em seu próprio ritmo.

4. Pratique a empatia não-verbal: preste atenção aos sinais não-verbais, como expressões faciais, linguagem corporal e tom de voz, para entender melhor as emoções por trás das palavras. Mostre empatia por meio de sinais não-verbais, como acenar com a cabeça, fazer contato e espelhar a linguagem corporal da pessoa.

5. Valide seus sentimentos: reconheça e valide os sentimentos da outra pessoa, mesmo que você não concorde com a perspectiva dela. Expresse empatia e compreensão dizendo coisas como "Posso ver por que você se sente assim" ou "Parece que você está realmente lutando contra isso".

6. Cultive a Compaixão: Cultive um senso de compaixão e bondade para com os outros, reconhecendo que todos vivenciam dor, sofrimento e desafios na vida. Aborde as interações com um desejo genuíno de aliviar o sofrimento e promover o bem-estar.

Ao desenvolver empatia e compreensão pelos outros, você pode fortalecer seus relacionamentos interpessoais, melhorar a comunicação e criar um ambiente social mais compassivo e de apoio.

Desenvolver a consciência emocional é uma jornada de autodescoberta e crescimento que requer prática, paciência e autorreflexão. Ao reconhecer e nomear nossas próprias emoções e construir empatia e compreensão pelos outros, podemos cultivar maior autoconsciência, inteligência emocional e habilidades interpessoais. À medida que aprofundamos nossa consciência emocional, nos tornamos mais bem equipados para navegar pelas complexidades das emoções humanas e forjar conexões mais significativas com outras pessoas.

Construindo relacionamentos saudáveis

Construir e manter relacionamentos saudáveis é essencial para o nosso bem-estar emocional e qualidade de vida geral. Relacionamentos saudáveis são caracterizados por respeito mútuo, confiança, comunicação e empatia. Nesta seção, exploraremos dois aspectos principais da construção de relacionamentos saudáveis: habilidades de resolução de conflitos e desenvolvimento de empatia e respeito.

Habilidades de resolução de conflitos
O conflito é uma parte natural e inevitável de qualquer relacionamento, mas a forma como lidamos com os conflitos pode impactar significativamente a saúde e a longevidade desses relacionamentos. Habilidades de resolução de conflitos são essenciais para lidar com divergências, mal-entendidos e tensões de maneira construtiva e respeitosa. Aqui estão algumas estratégias

para desenvolver habilidades eficazes de resolução de conflitos:

1. Escuta Ativa: Pratique a escuta ativa, dando total atenção à outra pessoa e concentrando-se na compreensão de sua perspectiva. Evite interromper ou formular sua resposta enquanto eles estão falando. Em vez disso, ouça com empatia, parafraseie seus pontos para garantir a compreensão e faça perguntas esclarecedoras, se necessário.

2. Expressar-se de forma assertiva: A comunicação assertiva envolve expressar seus pensamentos, sentimentos e necessidades de forma clara e respeitosa, sem recorrer à agressão ou passividade. Use afirmações "eu" para expressar seus sentimentos e evite culpar ou criticar a outra pessoa. Seja específico sobre o comportamento ou problema que está causando o conflito e concentre-se em encontrar uma solução mutuamente aceitável.

3. Encontrando pontos em comum:
Procure áreas de acordo ou pontos em comum que possam servir de base para a resolução do conflito. Concentre-se em objetivos ou interesses compartilhados e explore possíveis compromissos ou soluções que satisfaçam as necessidades de ambas as partes. Tenha a mente aberta e esteja disposto a considerar perspectivas alternativas.

4. Gerenciando Emoções: Mantenha suas emoções sob controle durante os conflitos, praticando técnicas de autorregulação, como respiração profunda, exercícios de relaxamento ou fazendo uma pausa, se necessário. Evite a escalada de conflitos recorrendo a ataques pessoais, gritos ou comportamento agressivo. Em vez disso, mantenha a calma e concentre-se em encontrar uma solução.

5. Buscando mediação: Se você não conseguir resolver o conflito sozinho, considere procurar a ajuda de um terceiro neutro, como um mediador ou conselheiro. Os mediadores podem facilitar o diálogo construtivo, ajudar as partes a explorar questões subjacentes e orientá-las em direção a soluções mutuamente aceitáveis.

6. Aprendendo com o conflito: Veja o conflito como uma oportunidade de crescimento e aprendizado, e não como um sinal de fracasso ou inadequação. Reflita sobre as causas subjacentes do conflito, identifique áreas para melhoria na comunicação ou na resolução de problemas e comprometa-se a aplicar essas lições em interações futuras.

Ao desenvolver habilidades de resolução de conflitos, você pode resolver eficazmente os conflitos quando surgirem, fortalecer seus relacionamentos e promover maior compreensão e confiança entre você e outras pessoas.

Desenvolvendo Empatia e Respeito

Empatia e respeito são elementos fundamentais de relacionamentos saudáveis, permitindo-nos compreender e apreciar as perspectivas, sentimentos e experiências dos outros. Desenvolver empatia e respeito envolve cultivar uma preocupação genuína com o bem-estar dos outros e tratá-los com dignidade e bondade. Veja como desenvolver empatia e respeito em seus relacionamentos:

1. Pratique a escuta ativa: ouça ativamente os outros, sem julgamento ou interrupção, e se esforce para compreender seus sentimentos e perspectivas. Coloque-se no lugar deles e imagine como você se sentiria na situação deles. Mostre empatia reconhecendo suas emoções e validando suas experiências.

2. Mostre interesse genuíno: demonstre interesse genuíno pelos outros fazendo perguntas abertas, mostrando curiosidade sobre suas vidas e experiências e participando ativamente de conversas.

Expresse empatia e preocupação com seu bem-estar e ofereça apoio e incentivo quando necessário.

3. Respeite os limites: respeite os limites e o espaço pessoal dos outros, tanto físicos quanto emocionais. Evite invadir áreas privadas ou sensíveis sem permissão e honre seu direito de estabelecer limites e afirmar suas necessidades.

4. Pratique a empatia não-verbal: preste atenção aos sinais não-verbais, como expressões faciais, linguagem corporal e tom de voz, para compreender melhor as emoções e intenções dos outros. Espelhe sua linguagem corporal, faça contato e use habilidades de escuta atenta para transmitir empatia e respeito.

5. Comemore a Diversidade: Aprecie e calibre a diversidade de perspectivas, origens e experiências que tornam cada pessoa única. Abrace as diferenças culturais, pontos de vista e identidades e se esforce para criar um ambiente inclusivo e de aceitação para todos.

6. Mostre bondade e compaixão: demonstre bondade e compaixão para com os outros por meio de palavras e ações. Ofereça apoio, incentivo e assistência quando necessário e mostre apreço por suas contribuições e esforços.

Ao desenvolver empatia e respeito em seus relacionamentos, você pode promover conexões mais profundas, construir confiança e compreensão mútua e criar um ambiente social positivo e de apoio.

Construir relacionamentos saudáveis requer uma combinação de comunicação eficaz, habilidades de resolução de conflitos e empatia e respeito. Ao desenvolver habilidades e qualidades essenciais, você pode cultivar relacionamentos mais fortes e significativos com outras pessoas e criar uma rede social de apoio e carinho. Lembre-se de que construir relacionamentos saudáveis é um processo contínuo que requer esforço, paciência e compromisso com o respeito e a compreensão mútuos.

Lidando com a raiva em situações desafiadoras

A raiva é uma resposta natural a situações desafiadoras, mas a forma como lidamos com a raiva pode impactar enormemente nosso bem-estar e relacionamentos. Aprender a controlar a raiva de forma eficaz em vários contextos é essencial para navegar pelos altos e baixos da vida. Nesta seção, exploraremos estratégias para lidar com a raiva em situações desafiadoras, incluindo lidar com a pressão dos colegas, lidar com conflitos familiares e controlar a raiva em ambientes acadêmicos e sociais.

Lidando com a pressão dos colegas

A pressão dos colegas pode desencadear sentimentos de raiva, frustração e ressentimento, especialmente quando envolve coerção ou manipulação por parte dos colegas. Aprender a se afirmar e tomar decisões alinhadas com seus valores e objetivos é a chave para lidar com a pressão dos colegas de maneira eficaz. Aqui estão algumas estratégias para lidar com a pressão dos colegas:

1. Conheça seus valores: reserve um tempo para refletir sobre seus valores, crenças e objetivos e identifique o que é importante para você. Ter uma noção clara de seus valores pode ajudá-lo a tomar decisões consistentes com seus princípios e prioridades, mesmo diante da pressão dos colegas.

2. Pratique Assertividade: Assertividade envolve defender-se e expressar seus pensamentos, sentimentos e necessidades de maneira confiante e respeitosa. Pratique dizer "não" de forma assertiva quando confrontado com a pressão dos colegas e ofereça explicações ou alternativas, se necessário. Lembre-se de que não há problema em priorizar seu próprio bem-estar e valores em vez de agradar aos outros.

3. Procure Apoio: Cerque-se de amigos e colegas que respeitem e apoiem suas escolhas e busque influências positivas em seu círculo social. Ter uma rede de apoio de indivíduos com ideias semelhantes pode fornecer incentivo e validação ao enfrentar a pressão dos colegas.

4. Estabeleça limites: Estabeleça limites claros com seus colegas e comunique-os de forma assertiva. Deixe que os outros saibam quais comportamentos são aceitáveis para você e quais não são, e esteja preparado para impor seus limites caso eles sejam ultrapassados. Respeite-se o suficiente para se afastar de situações que comprometam seus valores ou integridade.

5. Pratique o autocuidado: cuide de si mesmo fisicamente, emocionalmente e mentalmente para desenvolver resiliência à pressão dos colegas. Participe de atividades que lhe tragam alegria e realização, priorize sua saúde e bem-estar e pratique a autocompaixão e a autoaceitação.

Ao desenvolver habilidades de assertividade, cercar-se de colegas que o apoiam e priorizar seus próprios valores e bem-estar, você pode lidar com eficácia com a pressão dos colegas e manter limites saudáveis em seus relacionamentos.

Lidando com conflitos familiares

O conflito familiar é uma fonte comum de raiva e estresse, mas também é uma oportunidade de crescimento, compreensão e reconciliação. Aprender a se comunicar de forma eficaz, gerenciar emoções e encontrar pontos em comum pode ajudá-lo a lidar com conflitos familiares com maior facilidade. Aqui estão algumas estratégias para lidar com conflitos familiares:

1. Pratique a escuta ativa: ouça ativamente as perspectivas e preocupações dos membros da família sem interromper ou ficar na defensiva. Mostre empatia e compreensão e se esforce para ver a situação do ponto de vista deles. Reflita sobre o que você ouve para garantir a compreensão e validar seus sentimentos.

2. Expresse-se com calma: Ao expressar seus próprios pensamentos e sentimentos, faça-o com calma e respeito. Evite gritar, culpar ou criticar os outros, pois isso pode agravar os conflitos e dificultar a comunicação eficaz. Use declarações "eu" para expressar suas emoções e necessidades sem culpar.

3. Procure pontos em comum: procure áreas de acordo ou objetivos compartilhados que possam servir de base para a resolução do conflito. Concentre-se em encontrar soluções ganha-ganha que atendam às necessidades e preocupações de todos os membros da família envolvidos. Esteja disposto a se comprometer e negociar de boa fé.

4. Estabeleça limites: Estabeleça limites claros com os membros da família e comunique-os de forma assertiva. Deixe-os saber quais comportamentos são aceitáveis para você e quais não são, e esteja preparado para impor seus limites caso eles sejam violados. Respeite-se o suficiente para priorizar seu próprio bem-estar e valores.

5. Procure mediação, se necessário: Se os conflitos persistirem e você não conseguir resolvê-los sozinho, considere procurar a ajuda de um terceiro neutro, como um terapeuta familiar ou mediador. Os mediadores podem facilitar o diálogo construtivo, ajudar as partes a explorar questões subjacentes e orientá-las em direção a soluções mutuamente aceitáveis.

Praticando a escuta ativa, expressando-se com calma, buscando pontos em comum, estabelecendo limites e buscando mediação quando necessário, você pode navegar pelos conflitos familiares de maneira mais eficaz e fortalecer seus relacionamentos com seus entes queridos.

Gerenciando a raiva em ambientes acadêmicos e sociais

Os ambientes acadêmicos e sociais podem ser terreno fértil para a raiva e a frustração, especialmente quando confrontados com pressão acadêmica, conflitos entre colegas ou desafios sociais. Aprender a controlar a raiva nesses ambientes é essencial para manter o foco, a resiliência e os relacionamentos positivos. Aqui estão algumas estratégias para controlar a raiva em ambientes acadêmicos e sociais:

1. Pratique o gerenciamento do estresse: Desenvolva estratégias de enfrentamento saudáveis para gerenciar o estresse acadêmico, como gerenciamento de tempo, organização e autocuidado. Faça pausas quando necessário, priorize tarefas e busque o apoio de professores, conselheiros ou orientadores acadêmicos se estiver se sentindo sobrecarregado.

2. Comunique-se de forma eficaz: Ao enfrentar conflitos ou mal-entendidos em ambientes acadêmicos ou sociais, comunique seus pensamentos e sentimentos de forma assertiva e respeitosa. Use declarações "eu" para se expressar e evite culpar ou atacar outras pessoas. Ouça ativamente as perspectivas dos outros e busque pontos em comum.

3. Procure apoio: não hesite em procurar apoio de professores, colegas ou profissionais de saúde mental se estiver lutando contra a raiva ou o estresse em ambientes acadêmicos ou sociais. Eles podem oferecer orientação, recursos e estratégias para lidar com pressões acadêmicas, desafios sociais e conflitos interpessoais.

4. Pratique a autocompaixão: seja gentil e compassivo consigo mesmo ao enfrentar desafios ou contratempos em ambientes acadêmicos ou sociais. Reconheça seus esforços e realizações e lembre-se de que não há problema em cometer erros ou pedir ajuda. Trate-se com a compreensão e a empatia que você ofereceria a um amigo.

5. Construir resiliência: Cultive a resiliência aos estressores acadêmicos e sociais, concentrando-se em seus pontos fortes, desenvolvendo habilidades de resolução de problemas e mantendo uma perspectiva positiva. Abrace os desafios como oportunidades de crescimento e aprendizado e veja os contratempos como obstáculos temporários, em vez de barreiras intransponíveis.

Ao praticar o gerenciamento do estresse, comunicar-se de maneira eficaz, buscar apoio, praticar a autocompaixão e desenvolver resiliência, você pode gerenciar a raiva de maneira eficaz e navegar em ambientes acadêmicos e sociais com maior facilidade e confiança.

Procurando suporte

Buscar apoio é um aspecto crucial para lidar com a raiva e gerenciar situações desafiadoras de maneira eficaz. Esteja você enfrentando lutas pessoais, conflitos de relacionamento ou estresse acadêmico, buscar apoio pode fornecer orientação, validação e recursos para ajudá-lo a navegar em momentos difíceis. Nesta seção, exploraremos dois caminhos importantes para buscar apoio: identificar adultos e mentores de confiança e acessar ajuda profissional e opções de aconselhamento.

Identificando adultos e mentores de confiança

Adultos e mentores de confiança desempenham um papel vital no fornecimento de orientação, incentivo e apoio em tempos difíceis. Essas pessoas podem oferecer ouvidos atentos, conselhos práticos e validação emocional, ajudando você a obter perspectiva e navegar por situações difíceis. Aqui estão algumas dicas para identificar adultos e mentores de confiança em sua vida:

1. Membros da família: Os membros da família, como pais, avós ou irmãos mais velhos, podem servir como adultos e mentores de confiança. Eles geralmente têm uma compreensão profunda de sua formação, valores e história pessoal, o que os torna fontes valiosas de apoio e orientação.

2. Professores e conselheiros escolares: Professores e conselheiros escolares são profissionais treinados que podem oferecer apoio e orientação em assuntos acadêmicos e pessoais. Eles podem fornecer recursos, referências e conselhos práticos para lidar com o estresse acadêmico, conflitos entre colegas e outros desafios.

3. Treinadores e líderes extracurriculares: Treinadores, conselheiros de clube e líderes extracurriculares podem servir como mentores e modelos, oferecendo orientação, incentivo e apoio fora da sala de aula. Eles podem fornecer oportunidades para desenvolvimento de habilidades, crescimento pessoal e desenvolvimento de liderança.

4. Líderes Comunitários e Mentores: Os líderes comunitários, como líderes religiosos, organizadores comunitários ou mentores voluntários, podem oferecer apoio e orientação valiosos para lidar com questões comunitárias, desafios culturais ou lutas pessoais. Eles podem fornecer orientação, aconselhamento ou encaminhamento para recursos da comunidade.

5. Prestadores de cuidados de saúde: Os prestadores de cuidados de saúde, como médicos, terapeutas ou conselheiros, podem oferecer apoio e orientação para questões de saúde física, emocional e mental. Eles podem fornecer avaliações, diagnósticos e opções de tratamento para controlar a raiva, o estresse ou outros problemas psicológicos.

Ao identificar adultos e mentores de confiança, procure indivíduos que demonstrem qualidades como empatia, respeito e confiabilidade. Considere seu nível de especialização, experiência e disponibilidade e escolha indivíduos em quem você se sinta confortável em confiar e buscar orientação.

Opções de ajuda profissional e aconselhamento

Além de buscar o apoio de adultos e mentores de confiança, ajuda profissional e opções de aconselhamento podem fornecer assistência especializada para controlar a raiva, o estresse e outras preocupações psicológicas. Conselheiros e terapeutas profissionais oferecem um espaço seguro e confidencial para explorar seus pensamentos, sentimentos e experiências, e podem fornecer intervenções baseadas em evidências para ajudá-lo a lidar com a situação e a se curar. Aqui estão algumas opções de ajuda profissional e aconselhamento a serem consideradas:

1. Terapia Individual: A terapia individual envolve reuniões individuais com um terapeuta ou conselheiro treinado para explorar questões pessoais, definir metas e desenvolver estratégias de enfrentamento para controlar a raiva e outras emoções. Os terapeutas podem usar várias abordagens terapêuticas, como terapia cognitivo-comportamental (TCC), terapia comportamental dialética (TCD) ou terapia baseada na atenção plena, para abordar preocupações específicas e promover o bem-estar emocional.

2. Terapia de Grupo: A terapia de grupo envolve uma reunião com um pequeno grupo de pessoas que compartilham preocupações ou dificuldades semelhantes, facilitada por um terapeuta ou conselheiro treinado. A terapia de grupo oferece oportunidades de apoio, validação e tomada de perspectiva dos colegas e pode ser especialmente benéfica para aprender novas habilidades de enfrentamento, praticar interações sociais e obter insights das experiências de outras pessoas.

3. Terapia Familiar: A terapia familiar envolve uma reunião com um terapeuta ou conselheiro como uma unidade familiar para lidar com conflitos de relacionamento, problemas de comunicação e dinâmica familiar. A terapia familiar oferece um ambiente seguro e de apoio para explorar padrões de interação, resolver conflitos e fortalecer os laços familiares.

4. Aconselhamento on-line: As plataformas de aconselhamento on-line oferecem opções convenientes e acessíveis para receber aconselhamento e suporte de terapeutas ou conselheiros licenciados por telefone, vídeo ou comunicação baseada em texto. O aconselhamento online pode ser uma opção adequada para indivíduos que preferem a flexibilidade e a privacidade das sessões de terapia virtuais.

5. Avaliação psiquiátrica e gerenciamento de medicamentos: Em alguns casos, a raiva e outras preocupações psicológicas podem estar relacionadas a condições de saúde mental subjacentes, como depressão, ansiedade ou trauma. Uma avaliação psiquiátrica por um psiquiatra qualificado ou enfermeiro psiquiátrico pode fornecer avaliação diagnóstica, gerenciamento de medicamentos e opções de tratamento adaptadas às suas necessidades individuais.

Ao considerar opções de ajuda profissional e aconselhamento, é importante pesquisar e escolher fornecedores licenciados, experientes e com conhecimento no tratamento da raiva e preocupações relacionadas. Considere fatores como custo, cobertura de seguro, localização e qualificações do terapeuta, e não hesite em solicitar uma consulta ou avaliação inicial para determinar se um provedor é adequado para você.

Buscar o apoio de adultos, mentores e conselheiros profissionais de confiança é um aspecto importante para lidar com a raiva e gerenciar situações desafiadoras de maneira eficaz. Esteja você enfrentando lutas pessoais, conflitos de relacionamento ou estresse acadêmico, buscar apoio pode fornecer orientação, validação e recursos valiosos para ajudá-lo a navegar em momentos difíceis. Lembre-se de que buscar apoio é um sinal de força, não de fraqueza, e de que você não precisa enfrentar os desafios sozinho. Ao buscar apoio e orientação, você pode construir resiliência, ganhar perspectiva e desenvolver estratégias de enfrentamento eficazes para controlar a raiva e promover o bem-estar emocional.

Seguindo em frente

À medida que você trabalha para controlar a raiva e navegar por situações desafiadoras, é essencial se concentrar em seguir em frente e tomar medidas proativas para promover o crescimento e o bem-estar pessoal. Definir metas para o controle da raiva e engajar-se na reflexão e na melhoria contínua são componentes-chave desse processo. Nesta seção, exploraremos como definir metas e refletir sobre suas experiências pode ajudá-lo a avançar em sua jornada em direção a uma expressão emocional e relacionamentos interpessoais mais saudáveis.

Definindo metas para o controle da raiva
Definir metas específicas, mensuráveis, alcançáveis, relevantes e com prazo determinado (SMART) para o controle da raiva pode fornecer direção e motivação para seus esforços de mudança e crescimento. Essas metas podem variar de objetivos de curto prazo a aspirações de longo prazo e devem ser adaptadas às suas

necessidades, preferências e circunstâncias individuais. Aqui estão alguns exemplos de metas SMART para controle da raiva:

1. Meta de curto prazo: "Pratique exercícios de respiração profunda e relaxamento por 10 minutos todos os dias para reduzir o estresse e evitar que a raiva aumente."

2. Meta de médio prazo: "Participar de um workshop de seis semanas sobre controle da raiva para aprender novas estratégias de enfrentamento e habilidades de comunicação para controlar a raiva em situações desafiadoras."

3. Objetivo de longo prazo: "Desenvolver habilidades saudáveis de resolução de conflitos e manter relacionamentos positivos com membros da família, participando regularmente de sessões de terapia familiar e praticando comunicação aberta."

Ao definir metas para o controle da raiva, é importante dividi-las em etapas menores e gerenciáveis e comemorar seu progresso ao longo do caminho. Seja flexível e adaptável ao ajustar seus objetivos conforme necessário, com base em suas necessidades e circunstâncias em evolução, e não desanime por contratempos ou obstáculos. Lembre-se de que a mudança leva tempo e esforço, e que cada passo à frente é um passo em direção a um grande bem-estar emocional e resiliência.

Reflexão e Melhoria Contínua

A reflexão é uma ferramenta poderosa para autoconsciência, aprendizado e crescimento. Ao reservar um tempo para refletir sobre suas experiências, pensamentos e comportamentos, você pode obter insights sobre as causas subjacentes de sua raiva, identificar padrões e gatilhos e desenvolver estratégias para controlá-la de maneira mais eficaz. Aqui estão algumas estratégias para reflexão e melhoria contínua:

1. Mantenha um diário: mantenha um diário onde você possa registrar seus pensamentos, sentimentos e experiências relacionadas à raiva e seu controle. Use o diário como uma oportunidade para autorreflexão, exploração e solução de problemas, e revise suas entradas regularmente para acompanhar seu progresso e identificar áreas de melhoria.

2. Busque feedback: peça feedback a amigos de confiança, familiares ou mentores sobre seus esforços de controle da raiva. Eles podem oferecer insights, perspectivas e sugestões valiosas para lidar com a raiva de maneira mais eficaz, e seu apoio pode fornecer incentivo e motivação para sua jornada.

3. Avalie suas estratégias: Avalie periodicamente a eficácia de suas estratégias de controle da raiva e mecanismos de enfrentamento. Avalie o que está funcionando bem e o que poderia ser melhorado e esteja disposto a experimentar novas abordagens e técnicas com base em seus insights e feedback.

4. Comemore o sucesso: comemore seus sucessos e realizações, não importa quão pequenos possam parecer. Reconheça e reconheça seu progresso no controle da raiva e no alcance de seus objetivos, e use as vitórias como motivação para continuar avançando em sua jornada de crescimento e desenvolvimento pessoal.

5. Pratique a autocompaixão: seja gentil e compassivo consigo mesmo enquanto navega pelos altos e baixos do controle da raiva. Aceite que contratempos e desafios são uma parte natural do processo e trate-se com bondade, compreensão e paciência enquanto trabalha em direção a mudanças positivas.

Ao se envolver na reflexão e na melhoria contínua, você pode aprofundar sua autoconsciência, refinar suas habilidades de enfrentamento e cultivar maior resiliência no gerenciamento da raiva e dos desafios relacionados. Abrace o processo de crescimento e aprendizado e confie na sua capacidade de superar obstáculos e prosperar diante das adversidades.

Definir metas para controlar a raiva e engajar-se na reflexão e na melhoria contínua são passos essenciais para avançar em sua jornada em direção a uma expressão emocional e relacionamentos interpessoais mais saudáveis. Ao definir metas SMART, celebrar o sucesso e aprender com os contratempos, você pode traçar um caminho em direção a uma maior autoconsciência, bem-estar emocional e resiliência. Lembre-se de que a mudança é um processo gradual e que cada esforço que você faz para controlar a raiva de maneira mais eficaz o aproxima de uma vida caracterizada pela paz, equilíbrio e realização.

Conclusão

Concluindo, "Anger Management for Teen Boys" não é apenas um guia; é um roteiro para capacitação, resiliência e crescimento. Ao longo desta jornada, exploramos as profundezas da raiva, aprendemos estratégias para uma gestão eficaz e abraçamos a importância de buscar apoio e autoaperfeiçoamento contínuo.

Desde a compreensão das raízes da raiva até o desenvolvimento de empatia, habilidades de comunicação e mecanismos de enfrentamento, cada capítulo tem sido um trampolim para uma maior inteligência emocional e relacionamentos mais saudáveis. Navegamos por situações desafiadoras, reconhecendo os contratempos como oportunidades de aprendizado e crescimento.

Ao fechar este livro, lembre-se de que controlar a raiva não significa suprimir emoções, mas aproveitar seu poder de forma construtiva. Trata-se de reconhecer seus gatilhos, abraçar a autoconsciência e escolher como responder com intenção e integridade.

Você não é definido pela sua raiva; você é definido pela forma como você se eleva acima dele. Abrace a jornada de autodescoberta, comemore suas vitórias e estenda a compaixão a si mesmo ao longo do caminho.

Que este livro sirva como um farol de esperança e orientação enquanto você navega pelas complexidades da adolescência e emerge mais forte, mais sábio e mais resiliente do que nunca. O caminho a seguir pode ser desafiador, mas com coragem, determinação e as ferramentas que você adquiriu, você tem o poder de criar um futuro cheio de paz, compreensão e potencial ilimitado.

Lembre-se: você não está sozinho e sua jornada em direção ao controle da raiva é uma prova de sua força, coragem e capacidade de crescimento. Abrace as lições aprendidas, leve-as adiante e entre com ousadia no futuro brilhante que o espera.